L'hypocondrie, la peur de la maladie

Comment comprendre enfin la peur de la maladie et s'en libérer pas à pas

y compris les meilleurs exercices d'auto-assistance immédiate

Maike Ahlers

Contenu

Ce qui vous attend dans ce livre

L'anxiété est un sujet à prendre très au sérieux et la peur de la maladie en particulier est une épreuve pour de nombreuses personnes concernées.

Mais la peur est aussi un sentiment que chaque être humain porte en lui, qui est vital ou indispensable à la survie et qui est plus ou moins prononcé chez chaque personne en fonction de sa personnalité. La peur est un moteur, une source d'inspiration, elle mobilise les forces personnelles et mène au succès, mais elle peut aussi rendre malade, au point de transformer la vie en enfer.

L'hypocondrie - le nom donné à la peur de la maladie

en particulier - est un phénomène d'anxiété totalement exagéré qui peut pousser les personnes concernées jusqu'à leurs limites. Pourtant, même si certains ne le croient pas, les personnes atteintes d'hypocondrie ne sont pas des simulateurs.

Dans mon guide, vous trouverez un aperçu passionnant de la thématique de l'anxiété et de tous les symptômes qui l'accompagnent, des conseils pour améliorer la symptomatologie ainsi que des suggestions ciblées à mettre en œuvre immédiatement - bien entendu, c'est promis, c'est utilisable au quotidien !

Les études vous donnent également un aperçu du problème de l'anxiété en Allemagne.

Vous ferez la connaissance d'une jeune femme qui avait une peur panique de la maladie et qui luttait quotidiennement contre sa peur pour la rendre supportable à l'aide de méthodes efficaces. Avec le temps, elle a heureusement appris à mieux vivre avec sa peur. Aujourd'hui, grâce à l'aide de professionnels et à sa propre volonté, elle est une femme heureuse.

Vous y parviendrez aussi, et bien sûr aussi si vous êtes un homme (ou divers) !

Anxiété en général

COMPRENDRE LA PEUR

Les serpents, les araignées, la promiscuité dans un ascenseur ou un avion, dans un tube, en hauteur, les maladies, la solitude, et même le beurre de cacahuète ou les boutons - tout le monde ou la plupart des gens ont peur de quelque chose.

L'anxiété est un sentiment tout à fait normal et n'est pas pathologique - en fait.

Tout le monde porte ce sentiment plus ou moins en soi. Le fait que les petites peurs quotidiennes se transforment en une peur pathologique nécessitant un traitement dépend fortement de la personnalité. Certaines personnes ont moins peur que d'autres, alors que d'autres encore crient et sursautent pour un rien. D'autres encore ne peuvent pas sortir de chez elles et ne sont plus sociables. Ces personnes ont besoin d'une aide professionnelle. Car en réalité, leur vie pourrait également être heureuse et relativement exempte de peur. Mais les personnes très anxieuses ne voient plus leur bonheur. Il ne peut pas vivre sans soucis et ne peut pas profiter de l'existence. L'anxiété devient une torture.

Si l'on se réveille déjà avec des palpitations et des sueurs froides et que l'on n'ose plus aller au travail de peur de ne pas pouvoir regarder ses collègues dans les yeux, de ne pas être capable de leur parler, de ne pas oser dire ne serait-ce qu'un mot de travers et que cela transforme la journée en calvaire, c'est que l'anxiété est pathologique - dans ce cas, une phobie sociale se dessine - et qu'il faut en parler en toute confiance avec un médecin.

Pourtant, de nombreuses personnes concernées ne consultent pas de médecin, soit parce qu'elles ne savent pas qu'elles sont malades, soit par honte. Elles ne veulent pas non plus être cataloguées comme malades mentaux. Certaines personnes se demandent si leur anxiété reste dans les limites de la normale ou si elles ont besoin d'une aide sérieuse et doivent faire traiter leur anxiété.

Si vous ressentez des angoisses qui vous rendent

la vie difficile, lisez absolument ce qui suit et/ou prenez déjà rendez-vous avec votre médecin/psychiatre pour une consultation, car plus tôt on se fait aider, mieux c'est.

Certaines personnes sont rongées par la peur et l'insécurité et se privent de leur précieuse énergie vitale. D'autres vivent avec le sourire, débordant de confiance en soi, rayonnant de bonheur et de satisfaction, sans comprendre le moins du monde les inquiétudes des anxieux.

Chers lecteurs, vous vous demandez maintenant pourquoi il en est ainsi ?

Tout le monde a eu une enfance qui l'a plus ou moins marqué. Mais une enfance, aussi mauvaise soit-elle, ne dit rien sur le degré d'anxiété réel d'une personne. De nombreuses circonstances y contribuent, par exemple l'environnement et les conditions de vie personnelles (si j'habite dans un immeuble avec ascenseur et que j'ai ce que l'on appelle la claustrophobie, chaque jour peut devenir un fardeau rien qu'en voyant l'ascenseur, mais cela peut aussi contribuer à surmonter ma peur).

Sans la peur, nos ancêtres n'auraient pas survécu. La peur avertit et rend vigilant à la fois. Elle a assuré l'existence et la survie de nos ancêtres. Le tigre à dents de sabre était une menace réelle, tout comme les félins, les loups, les araignées venimeuses et les serpents.

Si les gens ont peur des serpents, ce n'est pas imaginaire, mais lié à l'évolution. Les serpents avaient et ont encore aujourd'hui un venin qui peut être mortel pour les humains. Ces peurs et phobies ancestrales de l'homme remontent à des époques où il était nécessaire pour survivre de se protéger de ce véritable danger. Si, à cette époque, les gens n'avaient pas eu peur des animaux dangereux, ils n'auraient pas survécu. Ainsi, ceux qui n'avaient pas peur des forces de la nature ou des animaux dangereux mouraient. La peur a permis de sauver des vies et s'est ancrée dans l'esprit des gens pendant des générations. C'est ainsi que les peurs ont été transmises et héritées par la génération suivante. Si vous souffrez aujourd'hui d'une peur des chats, vous pouvez être sûr que c'est la peur ancestrale du tigre à dents de sabre qui est à l'origine de cette peur.

Mais la peur n'a pas seulement des origines évolutionnaires, elle a aussi une fonction protectrice. Un neurologue américano-portugais a par exemple décrit une patiente qui ne semblait plus ressentir de peur en raison d'une calcification au cœur de son cerveau. Son centre de l'anxiété était désactivé de manière quasi chronique, de sorte qu'elle se montrait toujours joyeuse et accommodante. Elle se laissait embrasser par des inçonnus et bavardait avec tout le monde. Cette absence de peur n'a pas que des avantages - elle peut très vite être exploitée et devenir un problème.

Dans une situation de danger, notre corps se prépare à un éventuel combat ou à la fuite, c'est pourquoi une réaction du corps à la peur est un processus tout à fait normal. Lorsque le cœur s'emballe sous l'effet de la peur et de la tension, les muscles sont mieux irrigués et la respiration s'accélère, ce qui augmente le taux d'oxygène dans le sang.

Cependant, si la tension (par exemple la crispation des mains) et la respiration rapide persistent pendant une période prolongée, le corps ne peut pas distinguer s'il y a réellement un danger ou non, et une réaction se produit, au cours de laquelle il se décharge - une attaque de panique en est la conséquence.

Les gènes jouent également un rôle important dans l'anxiété et sont significatifs dans son développement. On estime que l'hérédité des gènes anxieux est d'environ 30 à 40 %. Les troubles anxieux ont été plus souvent observés simultanément chez les jumeaux monozygotes que chez les jumeaux dizygotes.

Si l'un des membres de la famille souffre d'un trouble anxieux, les enfants et les générations suivantes sont plus susceptibles de souffrir également d'un trouble anxieux que les familles qui n'ont pas de problèmes psychologiques.

Certains patients souffrant de troubles paniques ont en eux un gène qui a muté et dont l'activité est donc modifiée. Les scientifiques ont constaté que cette modification génétique peut déclencher des sensations de peur incontrôlées. Les souris porteuses de ce gène ont également un comportement extrêmement hyper anxieux.

Si vous vous reconnaissez et que vous savez que vous faites partie des personnes qui sont toujours anxieuses, qui s'inquiètent constamment et qui sont sensibles, vous pouvez aussi être un peu heureux (même si cela ne vous réconforte pas vraiment), car ce sont les personnes qui ne font pas partie des plus ennuyeuses. Elles ont des choses passionnantes à raconter et plus d'imagination. Des personnalités célèbres ont également souffert de troubles anxieux, citons Goethe, Brecht, Vivaldi et même Freud, le fondateur de la psychanalyse.

Le trouble panique est une forme d'anxiété dont souffrent environ 4 % des personnes dans le monde au cours de leur vie. Les attaques de panique surviennent soudainement et sans raison apparente. Elles se caractérisent par des palpitations cardiaques, un essoufflement, une sensation d'étouffement ou des difficultés respiratoires. Les patients sont en sueur et tremblent de tout leur corps ou ont l'impression d'être sur le point de s'évanouir.

En principe, il n'y a cependant pas qu'un seul déclencheur. Les scientifiques pensent que ces peurs sont souvent dues à des traumatismes dans la petite enfance. La perte d'un parent, des expériences de violence, d'abus sexuels, de négligence ou des parents qui ont abusé de l'alcool peuvent favoriser l'apparition de troubles paniques ou le développement de maladies mentales en général.

Toutefois, la peur doit également être considérée comme une opportunité, la chance de transformer la situation précaire actuelle en une vie plus épanouie et plus heureuse.

La peur en particulier

En Allemagne, près de 10 millions (!) de personnes sont touchées par un trouble anxieux, les diagnostics étant beaucoup plus fréquents chez les femmes que chez les hommes.

QUELLES SONT LES CRAINTES ?

Un type de trouble anxieux est la phobie, un autre type est le trouble panique.

Contrairement à la phobie, le trouble panique ne fait pas référence à un objet ou à une situation concrète.

Les personnes qui souffrent de phobies ont une peur

extrêmement exagérée d'objets ou de situations qui sont en fait sans danger pour elles. Ainsi, la peur est en fait infondée. Néanmoins, la peur des personnes concernées est démesurée et elles veulent à tout prix éviter cette situation extrêmement stressante pour elles.

Il existe de nombreuses phobies dont les gens peuvent souffrir et dont vous n'aviez probablement pas la moindre idée auparavant, comme l'alektoro-phobie - la peur des poulets - ou la koumpounophobie - la peur des boutons. La peur des trous existe égale-ment - la trypophobie. Cela semble assez aberrant et ce n'est probablement pas quelque chose pour lequel beaucoup de gens se font soigner dans les cliniques.

Les craintes suivantes sont les plus fréquentes chez les Allemands :

• Troubles paniques
• trouble anxieux généralisé
• phobie sociale
• Agoraphobie
• les phobies spécifiques

Troubles paniques

Le trouble panique se caractérise par des attaques de panique répétées qui provoquent des symptômes physiques très importants chez les personnes concernées. Une sensation d'anxiété extrêmement forte survient très soudainement. Les symptômes ressentis par les personnes concernées sont notamment des palpitations cardiaques, de forts vertiges, des difficultés à respirer, une sensation d'évanouissement, des douleurs dans la poitrine ou une transpiration accrue. De nombreux symptômes peuvent apparaître simultanément. Les personnes ont l'impression que leur cœur bat jusqu'au cou et qu'il trébuche, ce qui leur fait craindre une crise cardiaque. Ils ressentent une sensation d'oppression ou de pression dans la poitrine, ou pire encore, une douleur aiguë. La gorge est serrée, ils ont une boule dans la gorge et, en respirant plus vite, ils ont l'impression d'être à bout de souffle. Les patients paniqués ont ainsi l'impression de manquer d'air et d'hyperventiler (ils respirent excessivement vite et plus). Le corps est tellement agité que de nombreux patients ont une peur panique de devenir fous ou de mourir dans ces moments-là.

Une telle attaque de panique dure généralement entre 20 et 30 minutes, le pic étant atteint au bout de 10 minutes environ. Il est rare que la crise dure plus d'une heure. Chez certaines personnes, une seule crise d'anxiété suffit à faire disparaître le mal, mais les crises répétées sont plus fréquentes. Elles peuvent se produire plusieurs fois par jour. Cela conduit les personnes concernées à développer une très grande anxiété à l'égard de ces attaques, ce qui aboutit à ce que l'on appelle la "peur de la peur" et à un cercle vicieux.

Entre cinquante et cent millions de personnes dans le monde souffrent probablement de crises de panique. Le mot vient de la mythologie grecque, où le dieu Pan, mi-homme, mi-chèvre, se faufilait dans une province grecque à l'heure du déjeuner et s'approchait des voyageurs sans méfiance. Il leur faisait si peur qu'ils s'enfuyaient, paniqués, et Pan disparaissait aussi vite qu'il était apparu.
(Source : Herbig, R. : Pan, le dieu grec du bouc. Essai de monographie. Francfort, Vittorio Klostermann 1949)

Trouble anxieux généralisé

Une caractéristique typique du trouble anxieux généralisé est que les personnes qui en souffrent ont tendance à s'inquiéter de tout, en permanence et sur une longue période. Il ne s'agit pas de leurs propres soucis et ruminations, mais de ceux de leur famille, de leurs proches, de leurs enfants, de leur conjoint ou de leur partenaire. Les inquiétudes concernent de nombreux domaines de la vie quotidienne et peuvent porter sur des sujets différents à chaque fois. Certains craignent qu'il n'arrive quelque chose à un proche ou à un ami, d'autres s'inquiètent de leur avenir professionnel et du fait qu'ils pourraient rencontrer des difficultés financières. Les personnes concernées ont l'impression d'être en transe, elles sont en proie à des vertiges, de l'insécurité, de la faiblesse et des étourdissements, mais présentent également, comme dans le cas des troubles paniques, des symptômes tels que des palpitations, un essoufflement, des douleurs dans la poitrine, une sensation de boule dans la gorge, des nausées, une sécheresse de la bouche et/ou des frissons de chaleur ou de froid. Ces personnes ne peuvent pas se détendre, elles sont constamment stressées, nerveuses et agitées, elles sont en tension permanente. Cela se traduit par des muscles tendus qui finissent par devenir douloureux.

Les personnes souffrant d'un trouble anxieux généralisé n'ont pas de crises d'angoisse soudaines comme dans le cas du trouble panique, mais sont en proie à une anxiété permanente toute la journée. Celle-ci n'est alors pas aussi violente, mais dure beaucoup plus longtemps. La plupart du temps, ces personnes sont conscientes de leur anxiété excessive, mais ne parviennent pas ou difficilement à la contrôler.

Ils souffrent également de troubles du sommeil permanents, ils ne peuvent pas s'endormir car ils sont coincés dans un cercle de pensées et doivent constamment penser à leurs soucis. Certains troubles peuvent également se manifester de manière répétée dans différentes combinaisons.

En outre, le trouble anxieux généralisé se caractérise par une nervosité et une irritabilité, des difficultés de concentration, des céphalées de tension et parfois des douleurs abdominales.

Souvent, ces symptômes physiques sont mal interprétés par le médecin et c'est le début d'une odyssée de médecin en médecin. Il faut en moyenne sept ans entre les premières manifestations et le bon diagnostic.

La surprotection dans l'enfance, tout comme la négligence des parents, peut conduire une personne à développer un trouble anxieux généralisé au cours de sa vie. Les facteurs héréditaires jouent également un rôle non négligeable.

Phobie sociale

Avez-vous peur des gens ? Avez-vous peur d'être en leur compagnie, de communiquer avec eux, d'interagir, de parler en public, de vous exprimer en société, de partager un repas avec des collègues à la pause déjeuner ou même de rencontrer des personnes du sexe opposé ? Vous avez des tremblements de mains, des nausées, des maux d'estomac, vous rougissez ou vous avez besoin d'aller aux toilettes ? Vous avez très peur d'être critiqué, de vous ridiculiser, d'être jugé négativement ou même d'être humilié ? Vous évitez constamment le contact visuel ? Avez-vous une peur bleue des examens, au point de ne pas pouvoir les passer ?

Il se peut alors que vous souffriez de phobie sociale.

Contrairement à la timidité, les personnes souffrant de phobie sociale évitent totalement les situations dans lesquelles elles sont exposées à des contacts humains. Leur peur de parler ou d'entrer en contact avec des inconnus est telle qu'elles ne peuvent le faire qu'en prenant des médicaments. Les personnes souffrant d'anxiété sociale voient leur qualité de vie considérablement réduite.

L'anxiété sociale est visible très tôt, généralement dès l'adolescence.

Les enfants qui ont vécu des expériences sociale-
ment difficiles à la maternelle ou à l'école primaire,
où les autres se sont moqués d'eux, les ont rejetés ou
se sont constamment moqués d'eux, peuvent se sentir
inférieurs, déstabilisés et très anxieux. La plupart du
temps, ces enfants n'osent plus rien dire à l'école, car
ils ont toujours l'impression que ce qu'ils disent est
faux.

Les enfants qui subissent de la violence au sein de la
famille, dont les parents sont divorcés, qui reçoivent
peu d'amour ou dont l'un des parents souffre de
troubles mentaux, ont en outre un risque accru de
développer une phobie sociale. Les parents qui ensei-
gnent à leurs enfants qu'ils sont dans le chemin, qu'ils
les dérangent constamment et qu'ils ne sont pas les
bienvenus, peuvent développer une faible estime de
soi. D'autre part, les enfants de parents surprotecteurs
n'apprennent pas à gérer les erreurs. Pour tous les
parents qui ont des enfants, nous vous recomman-
dons la chanson suivante : "Alle machen Fehler, kei-
ner ist ein Supermann" de Rolf Zuckowski. Écoutez
cette chanson, bougez avec vos enfants et renforcez
ainsi l'estime de soi de votre enfant !

Agoraphobie

L'agoraphobie est déclenchée par des lieux et des situations spécifiques. Les personnes concernées ressentent une peur panique des lieux publics ou de la foule. Certaines personnes ont peur de se rendre dans un supermarché, de peur de manquer d'air. D'autres ne peuvent pas aller en forêt car ils sont obsédés par l'idée qu'un événement soudain pourrait se produire, par exemple la survenue d'une crise cardiaque, et qu'il n'y aurait alors personne dans la forêt pour les aider. Ces craintes amènent les personnes souffrant d'agoraphobie à développer un comportement d'évitement prononcé afin de contourner ces situations anxiogènes.

La peur de se retrouver dans un tramway, un bus ou un train bondé, ou même de prendre l'avion, est également typique. Elles pensent qu'en cas de crise de panique, il y aura de l'agitation et qu'elles ne pourront pas s'échapper. Si rien n'est fait pour y remédier et que les personnes anxieuses ne mettent pas fin à leur évitement, elles développent une peur de la peur, ce qui entraîne une limitation de leurs activités et une restriction générale de leur vie quotidienne.

Selon les statistiques, environ quatre personnes sur cent développent une agoraphobie au cours d'une année, les femmes étant plus touchées que les hommes. C'est vers l'âge de 30 ans que l'agoraphobie apparaît pour la première fois en moyenne.

La cause peut être une modification de l'équilibre de certains neurotransmetteurs dans le cerveau, mais une prédisposition héréditaire est également possible.

Il n'est pas rare que les personnes souffrant d'agoraphobie ne soient pas anxieuses pendant de longues périodes. Si elles évitent les situations ou les lieux qui leur font peur et qu'elles n'ont donc pas d'élément déclencheur de leur peur, elles peuvent vivre sans problème pendant une longue période. Cependant, dès qu'ils reprennent le contrôle et qu'ils retournent "dans les bois", la peur panique réapparaît.

La thérapie recommandée dans ce cas est la thérapie cognitivo-comportementale.

Phobies spécifiques

Imaginez que vous vous rendez au zoo, que vous vous tenez dans le terrarium et que vous admirez tous les animaux qui y serpentent et que vous pouvez apercevoir entre les poutres en bois - des animaux plus grands et un peu plus petits, mais tous sans pattes et avec un corps musclé. Vous les voyez s'agiter et ramper très lentement le long du petit tronc. Certains sont couchés sur la branche ou enroulés autour d'elle, d'autres se faufilent le long du sol.

Cela vous fait-il peur ? Comme Nadine, qui s'est

laissée convaincre d'essayer à nouveau de visiter le terrarium ? Nadine entre dans le bâtiment du zoo avec une prudence excessive, les mains devant le visage, un tout petit pas avant le suivant et toujours prête à s'enfuir. Aujourd'hui, elle veut être courageuse, très courageuse. Aujourd'hui, elle va prouver à son mari qu'elle est une femme courageuse et sans peur. C'est aujourd'hui qu'elle ose la confrontation, avec la ferme intention de ne pas détourner le regard et de ne pas s'enfuir. Non, aujourd'hui elle ne veut pas fuir, aujourd'hui elle est courageuse.

Les serpents sont tous derrière une vitre, il ne peut rien arriver, oui, son mari peut parler. Ce n'est pas la peur qu'il puisse arriver quelque chose, c'est le dégoût pur et simple chez Nadine. Elle ne peut déjà pas supporter la vue d'un animal aussi marqué, elle ne pouvait déjà pas regarder le livre d'images dans lequel le hérisson mordait le serpent quand elle était petite. Ou était-ce l'inverse ? Nadine ne ferait plus jamais appel à sa mémoire, car si elle gardait toujours ce livre pour enfants esquissé au crayon dans son armoire, elle ne le regardait plus jamais. Elle a toujours voulu s'en débarrasser, mais elle ne peut tout simplement pas le toucher. Mais aujourd'hui est le jour où Nadine veut prendre son courage à deux mains et entrer dans le terrarium tant redouté. Son mari a essayé de la dissuader de toute crainte, Nadine était très sceptique, mais après tout, c'est une femme d'une trentaine d'années qui est déjà dans la vie, reconnue professionnellement et même très populaire. Aujourd'hui, elle a préféré laisser son petit Paul chez papy et mamie pour lui épargner ses éventuels pleurs. Soudain, Nadine est prise d'une frayeur on ne peut plus grande, puis d'un cri, un cri d'une intensité folle, et Nadine sort du bâtiment en hurlant, sa peur panique est aussitôt revenue.

Son cœur s'emballe, son pouls bat jusqu'à sa poitrine, elle est secouée de dégoût. Nadine souffre d'une phobie extrême des serpents. Cette fois, elle voulait réussir à surmonter sa terrible peur et, bien qu'elle sache que ces animaux ne peuvent pas la toucher, elle n'a pas réussi à maîtriser sa peur.

Dans ce cas, une thérapie cognitivo-comportementale ou une thérapie de confrontation peut vous aider. Si vous êtes aussi gravement atteint que Nadine, n'hésitez pas à contacter un psychologue. Il existe bien sûr d'autres phobies spécifiques, comme la peur de l'altitude, de prendre l'avion ou des forces de la nature, comme l'eau. Ces situations redoutées sont alors évitées par les personnes concernées, même si elles savent que leur peur est exagérée et qu'elle ne présente généralement aucun danger.

HYPOCONDRIE - PEUR NON FONDEE DE LA MALADIE

Charlie Chaplin l'avait, Frédéric le Grand, Woody Allen et Thomas Mann étaient également concernés - environ un pour cent des Allemands l'ont, cette peur infondée de la maladie. Ces personnes ont une grande peur des maladies qu'elles n'ont pas vraiment. Ils interprètent mal leurs symptômes, passent des heures à faire des recherches sur Internet pour le moindre signe de leur corps, s'imaginent être gravement malades et sont les patients les mieux examinés par leur médecin. Ils ont constamment besoin d'être rassurés par leur médecin, et même si ce dernier leur certifie que tout va bien, l'idée de la crédibilité du médecin ne dure pas trop longtemps. L'incertitude devient alors si grande qu'ils pensent qu'ils sont très malades et que personne ne l'a encore constaté. Cela conduit alors à ce que l'on appelle la "course aux médecins". Les hypocondriaques courent d'un médecin à l'autre dans l'espoir que l'un d'entre eux trouve quelque chose, afin de se sentir confortés dans leur croyance.

D'un autre côté, ils ont également peur que leur propre diagnostic soit confirmé. Parce qu'ils observent et contrôlent eux-mêmes leur corps en permanence et qu'ils sont tellement centrés sur eux-mêmes, le moindre détail est réinterprété ou mal interprété, comme par exemple un mal de tête en tumeur cérébrale ou un mal de ventre en cancer du côlon. C'est ce qui s'est passé pour Théo, qui a eu de nombreuses visites chez son médecin généraliste, avec de nombreux renvois chez le spécialiste. Tout a été examiné, les poumons, le cœur et le foie, il a passé une gastroscopie, une coloscopie, une cystoscopie, un scanner de tout l'abdomen, une IRM, un néphrologue, un interniste, un chirurgien, un cardiologue et un pneumologue, mais aucun de ces médecins n'a pu confirmer sa terrible hypothèse de cancer de l'intestin. En attendant, il souffrait de douleurs abdominales massives et cela ne pouvait être qu'un cancer. Théo avait honte de ses nombreuses visites chez le médecin, mais il était tellement convaincu d'être en phase terminale qu'il ne pouvait pas s'en empêcher.

Théo n'était pas un simulateur, il n'imaginait pas ses symptômes et ne les simulait pas, non, il ressentait vraiment la douleur et l'inconfort tous les jours. Il avait développé un délire hypocondriaque qui le limitait beaucoup et affectait énormément sa qualité de vie. Avant, il allait encore au foot avec des amis, mais aujourd'hui, il passe des heures à faire des recherches sur sa prétendue maladie devant son ordinateur. De ce fait, ses amis se sont retirés. Pour sortir de son isolement et de ce cercle vicieux, son médecin traitant lui a conseillé de suivre une psychothérapie. Theo veut absolument en profiter pour retrouver une vie digne d'être vécue, sans cette charge mentale permanente.

Environ quarante pour cent des personnes concernées souffrent également de dépression. Théo était lui aussi de plus en plus insomniaque, sans motivation et d'humeur de plus en plus sombre. Cela s'explique par son enfance. Enfant, il était gravement malade et sa mère se montrait surprotectrice. Elle a dramatisé sa maladie, de sorte que Theo a appris que toute sa vie était marquée par une maladie grave.

La thérapie individuelle chez le psychothérapeute n'est pas le seul moyen de vaincre l'hypocondrie, les thérapies de groupe peuvent également être utiles. Chez les patients souffrant de dépression, il peut également être approprié d'administrer des antidépresseurs en complément. Le biofeedback peut également être utile. L'écran permet aux patients de comprendre que les symptômes peuvent être normaux et sans danger. Les patients doivent, dans la mesure du possible, intérioriser cette idée.

CORONA - LA PEUR D'UN VIRUS

Depuis 2019, lorsque le coronavirus s'est déclaré en Chine et a de plus en plus effrayé l'Allemagne en mars/avril 2020, la peur et la panique ne pouvaient plus être ignorées par de nombreuses personnes. Les nouvelles se bousculaient, avec chaque semaine de nouvelles restrictions, puis quelques assouplissements dans les différents Länder, et beaucoup de gens étaient perturbés par tout ce qui n'était pas encore clair.

Nous, les humains, avons besoin d'une certaine sécurité et l'incertitude fait peur. On l'a vu par exemple dans les achats massifs de hamsters. La population a été soudainement prise de panique, une situation totalement nouvelle s'est créée pour beaucoup et ils ont pensé que la propagation du coronavirus pourrait entraîner des pénuries alimentaires. Certaines personnes ont ressenti une telle insécurité et ont eu des craintes irrationnelles. Et la panique peut être contagieuse...

De plus, la question des Corona a été (ou est) tellement présente dans tous les médias, avec des annonces de catastrophes constantes et des gros titres qui ont fait monter la spirale de la peur, ce qui a conduit à un sentiment d'impuissance et d'impuissance face à ce virus invisible.

En ces temps, il est important pour les gens de ne pas se laisser déstabiliser par ces nombreuses informations et de ne pas consommer en permanence les nouvelles négatives. Bien sûr, vous devez vous informer, mais si vous êtes déjà très anxieux par nature, ne vous soumettez pas davantage à cet alarmisme. Dans de telles situations, accordez plutôt une attention nouvelle à vos loisirs en utilisant le temps supplémentaire dont vous disposez de manière plus consciente et plus intensive, par exemple pour découvrir de nouveaux hobbies, pour vous remettre à lire ou pour essayer de percevoir à nouveau consciemment la nature avec tous ses parfums et ses odeurs. Écoutez votre musique préférée, dansez sur elle et détournez vos pensées de l'anxiété et de la panique. Le sport est également un bon moyen de réduire le stress. Vous n'avez pas besoin de devenir un athlète de haut niveau, la marche et/ou la promenade peuvent suffire. Vous pouvez le faire seul ou avec votre partenaire et, dans le meilleur des cas, cela enrichira peut-être votre couple ! Il existe également des cours en ligne gratuits et des activités sportives virtuelles sur YouTube, accessibles à tout moment. Prenez également conscience de ce que vous pouvez tirer de positif de cette période, quelque chose qui enrichira votre vie. Vous pourriez décider d'être plus reconnaissant, d'être reconnaissant de vivre dans un pays où le niveau de santé est élevé, ou d'être reconnaissant envers vos enfants et votre famille, d'être reconnaissant pour chaque jour dont vous pouvez profiter !

DE NOMBREUX SYMPTOMES - UNE CAUSE POSSIBLE : LA PEUR DE LA MALADIE

Si vous ressentez les symptômes décrits ci-dessus et que vous savez secrètement que vous souffrez d'un trouble anxieux, n'hésitez pas à consulter un médecin. Allez-y une fois de plus plutôt que pas assez et n'en ayez pas honte. De nombreuses personnes sont dans le même cas que vous.

Voici une nouvelle liste de signaux d'alarme ou de symptômes qui pourraient se manifester en cas de peur de la maladie :

Très grande peur de souffrir d'une maladie incurable ; inquiétude face à la douleur ; peur de devoir se déplacer en fauteuil roulant ou d'être handicapé en général ; perception exagérée des signaux corporels ; insécurité ; visites constantes chez le médecin et réassurance ; crises de panique ; peur de devoir souffrir gravement et que personne ne puisse aider ; dans les cas extrêmes, peur de la mort.

Cela peut également se traduire par des palpitations, des vertiges, une baisse de la concentration, des bouffées de chaleur (qui peuvent également survenir pendant la ménopause), un épuisement et une fatigue permanente, car les réserves d'énergie sont épuisées par la tension constante du corps. La peur de la maladie affecte également souvent le tractus gastro-intestinal et se manifeste par une augmentation des diarrhées, des maux d'estomac ou de ventre, ainsi que par la constipation, parfois en alternance avec la diarrhée.

De nombreuses personnes concernées sont très attentives à leur corps, examinent par exemple constamment leur poitrine, s'informent très intensément sur les signes possibles de la maladie et considèrent ensuite que les descriptions sont exactes dans leur cas.

Mais ce qui est très important, c'est ce qui suit :
Les personnes atteintes ne sont pas des simulateurs !
Elles ressentent réellement les symptômes.

Résultats de la recherche

Le cancer est la maladie la plus redoutée par la population allemande. Aucune autre peur de la maladie ne hante autant l'esprit des habitants de ce pays. Si la plupart des personnes interrogées se disent satisfaites de leur état de santé, plus de la moitié d'entre elles le jugeant bon et un tiers très bon, 10 % le considèrent comme mauvais ou très mauvais (2 %). Contrairement à leurs aînés, les moins de 45 ans classent leur état de santé comme "plutôt bon" ou "très bon" (étude Forsa 2019). Pourtant, pour beaucoup, l'idée d'avoir un cancer est une idée qu'ils aimeraient vite chasser de leur esprit.

Depuis 2010 - chaque mois de novembre - le célèbre institut Forsa réalise pour la caisse d'assurance maladie DAK-Gesundheit des études sur la peur des Allemands face aux maladies.

L'étude actuelle de 2019 se présentait comme suit avec 2814 participants à l'enquête :

Le cancer reste la maladie la plus redoutée par la population allemande, et ce quel que soit l'âge des personnes interrogées. La peur des tumeurs est ainsi arrivée en tête de toutes les maladies redoutées, avec 69 %. Les maladies psychiques, c'est-à-dire la dépression, le burn-out et les maladies anxieuses, sont redoutées par une personne sur trois - cette crainte se retrouve dans tous les groupes d'âge et est toujours aussi importante depuis le début de l'analyse en 2010.

Après les 69 % qui ont peur de développer une tumeur maligne, 49 % craignent la démence ou la maladie d'Alzheimer, 45 % ont peur d'un accident vasculaire cérébral et 43 % des personnes interrogées ont peur d'un accident grave ou d'une blessure à cette occasion. La peur d'une crise cardiaque est citée par 38% des personnes interrogées et 33% ne souhaitent pas souffrir d'une maladie grave des yeux pouvant aller jusqu'à la cécité. Les femmes sont plus craintives que les hommes, sauf en ce qui concerne les crises cardiaques. Les personnes âgées craignent davantage les accidents vasculaires cérébraux et la maladie d'Alzheimer ainsi que la démence que les jeunes.

21% ne souhaitent pas contracter une maladie pulmonaire grave, 16% un diabète et 11% craignent une maladie sexuellement transmissible.

L'étude indique également qu'il existe des différences entre les Länder. La plupart des gens se sentent en bonne santé dans le Schleswig-Holstein (95%), suivi du Bade-Wurtemberg et de la Bavière (90% chacun). Dans trois Länder, les gens ne sont pas aussi satisfaits de leur santé : la Saxe-Anhalt (80), la Saxe (83) et la Thuringe (85).

En Sarre, la peur du cancer est particulièrement répandue, comme l'ont indiqué 79% des personnes interrogées. En revanche, en Hesse, la plupart des personnes craignent la maladie d'Alzheimer (55) et les accidents graves (58).

Les femmes sont plus conscientes de leur santé et de leur devoir que les hommes, elles sont plus nombreuses à se faire dépister contre le cancer (69%) et sont plus ouvertes aux exercices de gestion du stress. Parmi les hommes, seuls 45% déclarent se faire dépister.

Voici un autre aperçu :
Ces 10 maladies sont les plus redoutées :

- Cancer (69 %)

- maladie d'Alzheimer/démence (49 %)

- Accident vasculaire cérébral (45 %)

- Accident avec blessures (43 %)

- Infarctus du myocarde (38 %)

- Maladies oculaires graves (33 %)

- Maladie mentale (30 %)

- Maladies pulmonaires graves (21 %)

- Diabète (16 %)

- les maladies sexuellement transmissibles comme le sida (11 %)

(Source : sondage Forsa 2019 réalisé pour le compte de la DAK)

Le centre d'information de l'assurance R+V s'occupe également d'études et examine chaque été, depuis près de 30 ans, les "peurs des Allemands".

En raison de l'actualité, une étude sur la peur du Corona en Allemagne a été réalisée début avril 2020 par le centre d'information de la compagnie d'assurance R+V, qui a ainsi lancé une enquête spéciale auprès de 1075 citoyens.

Les quatre questions suivantes ont été posées aux

participants :

1. Les taux d'infection élevés augmentent-ils la crainte d'une maladie grave ?
2. Davantage de personnes craignent-elles désormais une récession ? (ralentissement économique)
3. Quelle est l'ampleur de la peur de perdre son propre emploi ?
4. Comment les Allemands jugent-ils le travail des hommes politiques ?

Nous n'aborderons ici spécifiquement que la première question, à laquelle la réponse est clairement positive.

La peur de tomber gravement malade a augmenté de six points de pourcentage pendant la crise de Corona, pour atteindre un total de 41%. Il n'y a pas de différence notable entre les groupes d'âge. Jusqu'à présent, au cours de l'étude, la jeune génération, jusqu'à l'âge de 30 ans, était nettement moins inquiète que les personnes plus âgées. Désormais, de nombreux jeunes semblent avoir compris que Covid-19 peut aussi les toucher.

Une fois encore, la peur d'une maladie grave est nettement plus élevée chez les femmes (46 %) que chez les hommes (36 %) dans cette enquête spéciale.

Le combat de Sarah contre la peur

Sarah est une jeune femme de 36 ans, grande, jolie à regarder, avec de longs cheveux blonds légèrement ondulés. Elle a vécu en couple pendant dix ans, jusqu'à ce que son petit ami se sépare d'elle il y a trois ans. Sarah traversait alors une crise profonde, elle était tellement centrée sur elle-même qu'un homme n'avait pas vraiment sa place dans sa vie. Le petit ami de Sarah l'aimait, mais il avait de plus en plus de mal à gérer cette situation extrêmement difficile pour lui. L'affection, l'amour profond qui existait au début de leur relation lui manquait, les moments à deux, les câlins et la passion sexuelle lui manquaient. Il y avait des discussions, mais Sarah bloquait, se repliait de plus en plus sur elle-même et sur son intérieur. Elle l'aimait déjà, mais elle ne pouvait pas sortir de sa peau, elle ne pouvait pas s'engager avec quelqu'un d'autre à ce moment-là - Sarah ne voyait plus qu'elle-même. Elle était attentive à tous les signes, même les plus infimes, de son corps pourtant si séduisant. Elle était consciente du moindre changement en elle. Elle restait des heures devant le miroir, non pas pour contempler sa beauté, mais pour se plonger dans un état qu'elle n'aurait jamais cru connaître un jour. Sarah était malade - très malade...

Sarah a grandi en tant que fille unique dans la maison familiale, avec un père ingénieur dans une grande entreprise et une mère secrétaire de direction dans une compagnie d'électricité. Elle a reçu toute l'attention de ses parents, qui avaient peu de temps, mais beaucoup d'amour pour leur fille. En fait, son père lui donnait beaucoup d'attention physique sous la forme de câlins affectueux, tandis que la mère de Sarah lui montrait son amour en lui préparant des repas copieux, en cuisinant et en faisant de la pâtisserie.

Sa mère était en outre psychologiquement instable, très anxieuse, régulièrement malade, elle était la plus stricte des deux, mais elle aimait tout de même sa fille à sa manière. Sarah a donc reçu moins de câlins sincères et affectueux de la part de sa mère, peu de caresses et de chaleur. Inconsciemment, elle a toujours ressenti l'anxiété de sa mère. Sa mère ne voulait pas de vacances dans des pays où l'on ne pouvait se rendre qu'en avion, elle s'inquiétait excessivement lorsque Sarah rentrait à la maison avec un peu de retard, elle transférait inconsciemment ses propres peurs sur sa fille. Au début, Sarah ne s'en rendait pas compte. Les parents se sont séparés lorsque Sarah a eu 18 ans. Elle a donc vécu une enfance marquée à la fois par l'amour sincère de son père et par la froideur inconsciente de sa mère anxieuse.

Le petit ami de Sarah avait de plus en plus de mal à gérer la situation, il voyait Sarah souffrir de plus en plus, s'isoler et ne plus faire attention à lui. Il l'aimait toujours, mais il ne pouvait plus vivre avec le comportement de Sarah, et la séparation était inévitable pour lui. Au cours de cette crise, Sarah est tombée dans un trou si profond qu'elle n'a pu retrouver une vie plus heureuse qu'avec l'aide de professionnels.

Mais comment l'état de Sarah s'est-il manifesté ?

LE DIABLE EN ELLE

Sarah se tenait devant le miroir tous les matins. D'abord dix minutes, puis une demi-heure, puis deux heures. Son corps tremblait, son cœur s'emballait, son pouls battait si vite qu'elle était toujours effrayée : "Je vais avoir une crise cardiaque, je vais tomber, personne ne va m'aider, personne n'est là, je suis toute seule ici, je vais mourir...". Dans ces moments si terribles pour elle, Sarah n'avait que ces pensées horribles. C'était tellement menaçant pour elle qu'elle hurlait dans ces moments-là. Sarah n'avait plus de force, son corps se cabrait, son pouls s'accélérait encore plus, jusqu'à l'infini... Le corps de Sarah se révoltait. Elle était prise de panique à l'idée que tout allait se terminer, qu'elle allait mourir, vraiment. Les crises d'angoisse s'insinuaient encore et encore. Pour Sarah, c'était une expérience terrible. Une fois l'expérience vécue, la peur tournait autour de l'idée de ne plus jamais la revivre. Un cercle vicieux s'est mis en place.

Une fois de plus, Sarah, paniquée, saisit le téléphone et compose le numéro d'urgence. Elle tremblait de tout son corps, criait qu'elle avait une crise cardiaque, qu'elle était en train de mourir, qu'elle ne pouvait plus respirer, puis son téléphone lui tombait des mains... Quelques minutes plus tard, les secours étaient là, ils faisaient un ECG du cœur, prenaient son pouls et l'emmenaient à l'hôpital par précaution. A chaque fois, Sarah était sûre que la situation devait être grave - sinon, l'ambulance n'aurait pas foncé vers l'hôpital avec ses gyrophares. Aux urgences, après avoir passé tous les examens nécessaires, un médecin très calme et réfléchi lui a expliqué que tout allait bien physiquement, mais qu'elle s'était tellement emportée que les symptômes ressemblaient à une crise cardiaque, mais qu'elle pouvait être rassurée car son cœur allait bien. Cela a rassuré Sarah sur le moment et lorsqu'elle est sortie de l'hôpital, elle a pu croire le médecin pendant un court moment.

Sarah ne pouvait pas s'empêcher de se regarder dans le miroir, d'examiner son corps de près, et c'est ainsi que quelques jours plus tard, Sarah se trouvait à nouveau devant son miroir, s'observant sous tous les angles, et c'est alors qu'elle l'a découvert - un grain de beauté qu'elle n'avait jamais vu auparavant. Elle a immédiatement commencé à faire des recherches sur Internet pour savoir à quoi ressemblait un grain de beauté "normal". Oh non, cette petite tache brune était irrégulière et un peu effilochée, du moins c'est ce qu'il lui semblait, oh ce n'est pas possible - cancer de la peau, oui j'ai un cancer de la peau ! Une fois de plus, un démon a commencé à se répandre dans Sarah, un démon qui lui a fait perdre la raison. Son cœur s'est mis à battre plus vite, elle a commencé à manquer d'air, des vertiges se sont installés, une nouvelle crise de panique se préparait. Tout tournait dans sa tête. "J'ai un problème cardiaque et j'ai aussi un cancer de la peau". Le tourbillon de pensées ne s'arrêtait pas, les vertiges ne s'arrêtaient pas, Sarah a appelé les secours...

Cela fait maintenant trois ans.

ACCEPTATION

Cette fois-ci, un jeune interne a fait la même déclaration que les fois précédentes, à savoir que le cœur de Sarah était en bonne santé et qu'elle devait se rendre chez un dermatologue pour faire examiner son grain de beauté par sécurité. Le jour même, Sarah a appelé le dermatologue et, grâce à sa panique exprimée, a obtenu un rendez-vous dans la même semaine, ce qui a provoqué une nouvelle panique dans son esprit. "Si le rendez-vous est si rapide, c'est que le grain de beauté doit être particulièrement dangereux !". Les pensées de Sarah s'embrouillaient encore plus et maintenant, même pendant la journée, elle se tenait constamment devant le miroir et se regardait de plus près. Elle regardait constamment le grain de beauté, allant même chercher une loupe. L'anxiété de Sarah augmentait à chaque fois de façon incommensurable. Son cœur s'emballait, elle avait des vertiges et alternait les frissons de chaleur et de froid.

"J'ai un cancer de la peau, un cancer de la peau, un cancer de la peau, oui ça doit être ça, sinon j'aurais eu un rendez-vous dans un trimestre !". Les trois jours qui ont précédé son rendez-vous chez le dermatologue ont été un enfer pour Sarah. Sarah ne pouvait plus se concentrer sur son travail d'artiste indépendante. Pendant ce temps, elle avait encore tant de choses à préparer pour sa prochaine exposition au musée... "Mais à quoi bon, avec un cancer de la peau, ma vie est bientôt finie de toute façon...". L'angoisse dans la tête de Sarah grandissait, grandissait, grandissait... et ne lui laissait plus une minute de répit. Sarah tremblait constamment, n'arrivait plus à dormir les dernières nuits avant le rendez-vous, se retournait d'un côté à l'autre la nuit, ses pensées tournaient autour de ce grain de beauté si terrible pour elle, de sa vie entière, de sa relation, en était-elle encore une (?), elle était en sueur le matin et en sueur le soir...

Le médecin, qui regardait tranquillement son grain de beauté et l'examinait attentivement à la loupe, a parlé de manière très rassurante et amicale à Sarah, qui parlait presque de manière hystérique au médecin, mais celui-ci est resté très calme, a secoué la tête et a effectivement réussi à freiner un peu la peur terrible de Sarah. Le grain de beauté n'avait pas l'air inquiétant, c'était une petite tache tout à fait normale qui ne semblait pas effrayante pour le moment et qui ne nécessiterait un contrôle médical que si elle changeait vraiment.

Mais ce que le médecin, qui se voulait rassurant, a encore dit à Sarah lui a paru tout d'abord complètement déconcertant : elle doit en parler à son médecin de famille et, le cas échéant, se présenter chez un psychologue. Chez un psychologue ? Sarah n'y croyait pas...

Quelques jours plus tard, Sarah a assimilé les paroles du médecin. Pour la première fois, elle a vraiment réalisé que quelque chose n'allait pas chez elle et, après de nombreuses réflexions et recherches sur Internet, elle a su et compris : elle est malade. Elle est hypocondriaque, sa peur panique dépasse de loin le cadre de la normalité. Non, elle n'imaginait pas ses vertiges, même son pouls qui battait jusqu'au cou était réel, pourtant elle a accepté ce qu'elle n'avait jamais fait auparavant : elle s'est acceptée avec toutes ses souffrances et a accepté les paroles du médecin.

VOTRE RETOUR A LA NORMALE

Sarah a pris son courage à deux mains et a pris rendez-vous chez son médecin traitant. Son excitation était sans limite, ses mains alternaient entre le froid et la sueur, son front était chaud et elle tremblait de tout son corps lorsqu'elle est entrée dans le cabinet. Elle était tellement excitée qu'elle en a oublié son nom. Dans la salle d'attente, l'excitation était encore plus grande, mais lorsque Sarah a réalisé qu'elle était là pour obtenir de l'aide, elle a pu se calmer au moins un peu. Elle s'est ensuite sentie de plus en plus rassurée en discutant en toute confiance avec le médecin.

Il convient tout d'abord de préciser qu'il est également possible de consulter un spécialiste en psychiatrie. Le médecin généraliste peut également vous orienter vers ce dernier.

Bien sûr, Sarah a d'abord eu du mal à oser parler de son problème, mais comme elle a remarqué que le médecin lui faisait face avec gentillesse et la regardait en souriant légèrement, et qu'elle savait bien au fond d'elle-même que sa vie ne pouvait pas continuer ainsi, Sarah a surmonté sa honte, a pris son courage à deux mains et a annoncé au médecin en pleurant : "J'ai très peur de la maladie ! A ce moment-là, une pierre est tombée du cœur de Sarah, elle a tremblé, mais il n'y a pas eu de crise de panique. Voyant immédiatement la gravité des propos de Sarah, le médecin lui a fait comprendre avec fermeté et gentillesse qu'elle n'était pas seule à avoir ce problème, qu'elle n'avait pas à en avoir honte et qu'il y avait de l'aide pour Sarah. Les paroles de son médecin ont laissé une trace d'espoir et Sarah a progressivement compris que c'était à elle de suivre la voie qui lui était indiquée et de consulter un psychologue pour une thérapie cognitivo-comportementale. Son médecin ne lui a pas caché qu'il y avait de longs délais d'attente pour obtenir un rendez-vous et lui a conseillé de demander immédiatement une liste de thérapeutes à sa caisse d'assurance maladie et de contacter différents thérapeutes. Chaque thérapeute a des séances dites probatoires, au cours desquelles le patient et le thérapeute font connaissance et décident si une relation thérapeutique est possible pour eux. En outre, ces séances, qui sont au nombre de deux au minimum et de quatre au maximum depuis 2017, permettent de déterminer quelle thérapie semble la plus appropriée et, bien entendu, un diagnostic détaillé est également établi.

Le médecin de Sarah lui a fait comprendre qu'elle devait la consulter d'urgence si elle se sentait si mal qu'elle n'arrivait plus à structurer sa journée, qu'elle tombait dans une profonde dépression ou qu'elle envisageait même de se suicider. Dans ce cas, une hospitalisation dans un hôpital psychiatrique serait urgente et constituerait une aide immédiate. C'est avec toutes ces paroles et toutes ces possibilités que son médecin lui a présentées, et en tenant en main une lettre de recommandation pour un psychothérapeute, que Sarah a quitté le cabinet. Au début, elle était un peu dépassée par tout ce qu'elle venait d'entendre, mais Sarah était maintenant suffisamment lucide pour suivre les conseils de son médecin, prendre les mesures nécessaires et, trois semaines plus tard, elle avait déjà pris rendez-vous avec un psychothérapeute pour un entretien préliminaire.

Après deux séances, Sarah a compris que l'alchimie entre elle et le thérapeute était bonne, qu'elle pouvait s'ouvrir à lui et qu'elle était prête à répondre à toutes ses questions approfondies sur sa situation de vie, sur les particularités de son développement personnel, y compris son parcours scolaire et professionnel, afin de poser les bases d'une thérapie réussie.

Sarah se sentait de mieux en mieux après chaque séance de thérapie et comprenait de plus en plus que sa peur de la maladie était due à son enfance. Avec l'aide du thérapeute, elle a travaillé sur sa relation avec sa mère dans le cadre d'une thérapie cognitivo-comportementale et a dissous les anciens schémas de comportement. Sarah a ainsi acquis une nouvelle vision des choses et s'est peu à peu libérée de ses terribles angoisses. Elle a même réappris à faire confiance à son miroir. Elle a pu s'accepter, se regarder tôt dans le miroir, examiner rapidement son grain de beauté, constater qu'il n'avait pas changé, ne pas en faire grand cas et se réjouir de sa journée.

La vie peut être si belle.

De plus en plus libérée de sa peur des maladies graves, Sarah est à nouveau prête pour un nouvel amour, pour un partenaire qui l'accepte telle qu'elle est et avec qui elle peut être heureuse. Sa nouvelle confiance en elle la conforte dans cette idée. Sarah s'est découvert un nouveau passe-temps, gratuit et très efficace, comme elle l'a constaté de plus en plus : la marche dans la belle nature. Elle le fait au moins trois fois par semaine, avec des jours fixes, et n'a plus besoin de se forcer. Elle en a vraiment envie, car elle a remarqué qu'après la marche, son esprit est beaucoup plus libre, qu'elle se sent bien et que cela a un effet très positif sur la qualité de son sommeil. Elle ne passe plus des heures à se tourner et à se retourner dans son lit, ce qui lui apporte fraîcheur et équilibre pour le lendemain - un effet secondaire appréciable, et le cercle vicieux est ainsi brisé !

Bien sûr, il y a toujours des jours où Sarah a l'esprit qui vagabonde et s'accroche à de vieux souvenirs, mais elle a appris et assimilé des approches thérapeutiques qui lui permettent de détourner ses pensées et de les rendre positives. Vous allez bientôt découvrir comment.

Exercices de mise en œuvre immédiate

Chaque crise dans votre vie, ou plus particulièrement le sentiment d'impuissance dû à une peur excessive, porte en elle des opportunités incroyables. Reconnaissez vos problèmes et utilisez-les comme un tournant dans votre vie ! Affrontez votre peur ! Dites stop à votre état actuel et utilisez les possibilités suivantes pour sortir de votre peur :

Aide médicale / psychothérapie ou thérapie cognitivo-comportementale

Consultez un médecin ! Vous pouvez vous rendre chez votre médecin généraliste ou votre psychiatre/psychothérapeute et lui parler de vos craintes. Le plus tôt sera le mieux ! Vous pourrez ainsi éviter que l'anxiété ne se manifeste dans votre vie. Vous voulez mener une vie heureuse et ne pas laisser vos peurs vous dominer ! Dans tous les cas, demandez de l'aide à un médecin et soyez prêt à suivre une thérapie ! Vous pouvez choisir entre des thérapies individuelles ou de groupe, le médecin vous conseillera. Les peurs peuvent en outre être facilement traitées. Dans le cas des phobies, par exemple, une thérapie par confrontation pourrait être appliquée, ce qui signifie que si vous avez la phobie des araignées, vous serez guéri le plus rapidement possible en faisant passer les bestioles sur votre bras. Cela peut sembler absurde au premier abord, mais c'est couronné de succès, même si vous ne pouvez pas l'imaginer pour le moment et que cela vous fait frissonner. Dans un premier temps, l'idée d'une araignée sur votre bras peut être mentale, en ce sens que vous supportez mentalement cet événement avant de passer à la situation réelle. Le thérapeute trouvera avec vous la meilleure façon de procéder ! Reconnaissez votre peur et assumez-la, ainsi que vous-même ! Nous avons tendance à vouloir tout "enlever" ou à vouloir "faire disparaître" rapidement, mais si nous reconnaissons que notre peur fait simplement partie de nous et de notre personnalité, si nous apprenons à l'accepter, elle ne nous dominera plus autant.

Acceptation de votre anxiété

Ne vous jugez pas et ne jugez pas votre anxiété ! Acceptez ce qui est !

Vous avez vous-même créé un jour le sentiment de peur dans votre vie. Lorsque la peur monte en vous, prenez-en conscience, accueillez-la comme un sentiment d'amour, dites OUI à vous-même, dites OUI à votre peur :

"OUI, toi, ma peur, tu peux être avec moi maintenant, tu fais partie de moi en ce moment, je ne te renvoie pas, je t'accepte ! Je t'ai créé et je t'accepte comme mon sentiment".

Fermez les yeux et ressentez parfaitement votre peur lorsqu'elle tente à nouveau de faire des ravages en vous. Elle montera en vous et tentera de dominer votre corps, mais elle disparaîtra aussi si vous l'acceptez et la prenez simplement comme une amie. L'acceptation est synonyme d'amour et l'amour est la clé d'une existence et d'une vie heureuses et épanouies.

L'acceptation de soi est la meilleure chose que vous puissiez faire pour vous-même, car après tout, vous êtes la personne la plus importante de votre vie ! Prenez donc bien soin de vos sentiments d'anxiété, soyez radicalement honnête avec vous-même et votre anxiété diminuera si vous la laissez s'exprimer et adoptez une attitude aimante à son égard. C'est ainsi que le sentiment de peur peut se transformer, car tout mauvais sentiment n'apparaît que lorsqu'il est jugé négativement.

Médicaments ou combinaison avec une thérapie comportementale

Si vous avez besoin de médicaments pour soutenir votre anxiété, veuillez également en discuter avec votre médecin.

Il existe des inhibiteurs sélectifs de la recapture de la sérotonine (ISRS) qui sont utilisés dans de nombreuses maladies psychiatriques. La sérotonine est présente dans notre système nerveux et est également appelée "hormone du bonheur". C'est un neurotransmetteur qui influence différents processus dans le corps, y compris nos émotions, le système de récompense central ainsi que notre humeur et notre motivation. C'est pourquoi il peut être utile d'administrer des psychotropes supplémentaires, étant donné que le manque de sérotonine est lié à une humeur dépressive et à l'anxiété.

Si vous n'aimez pas les médicaments, sachez qu'ils existent non seulement sous forme de chimiothérapie, mais également sous forme d'alternative à base de plantes, par exemple sous forme de millepertuis à haute dose.

Cependant, comme il n'existe pas d'études sur la persistance de l'effet après la fin du traitement, vous devriez discuter très précisément de la possibilité de prendre des médicaments avec votre médecin et les envisager en cas d'urgence momentanée ou de stabilisation, ou les utiliser en complément d'une thérapie comportementale.

Sport / Activité physique en plein air - les vertus curatives de la marche

Vous n'avez pas besoin de devenir un joggeur rapide, ni de courir un marathon, mais l'exercice en plein air est un bon moyen de se vider la tête et de se sentir tout simplement bien. L'exercice physique libère des hormones du bonheur, prévient également de nombreuses souffrances physiques, nous permet de réduire le stress, de sécréter des endorphines qui, à leur tour, nous procurent un sentiment de bonheur, et de diminuer l'anxiété. Votre bien-être vous en remerciera !

Commencez par faire de petites promenades, si possible quotidiennes, même par temps froid et humide. Vous augmenterez ainsi vos défenses immunitaires et vous vous sentirez en meilleure santé. Vous pouvez également soulager la tension intérieure, l'agressivité et la frustration. Vous renforcez également votre estime de soi et êtes moins sujet à la dépression et à l'anxiété. Motivez-vous : "Je peux le faire aujourd'hui". Emmenez un(e) ami(e) faire une promenade, la motivation est encore plus grande à deux.

Renseignez-vous également auprès de votre mutuelle ! Il existe de nombreux cours de sport différents proposés et subventionnés par les mutuelles. Vous pouvez également y rencontrer des personnes partageant les mêmes centres d'intérêt. Choisissez un sport que vous pouvez apprécier et qui vous plaît. Pour les personnes dont l'élément n'est pas l'eau, la natation ou le kitesurf ne sont pas non plus adaptés. Ceux qui détestent le jogging aimeront peut-être la randonnée. Vous trouverez vous-même ce qui vous convient en l'essayant.

Le qigong est un exemple pour les débutants.

Cette forme chinoise de concentration et de mouvement, qui s'apparente également à la méditation, permet d'activer les énergies corporelles et de les faire circuler plus facilement. Le qigong permet de se détendre tout en se sentant mieux dans son corps, il régule l'ensemble du système nerveux, affine la perception de soi et influence positivement les émotions et l'humeur générale. N'hésitez pas à vous renseigner !

Peut-être que cela vous aidera de décider de ne pas utiliser la voiture tous les jours à l'avenir, mais de réactiver le vélo une fois, en commençant par de petits trajets, peut-être juste pour faire de petites courses. Vous l'aimerez quand ce sera devenu un rituel.

Gratitude

La gratitude est un outil important pour une vie heureuse et épanouie. Vous n'avez pas besoin de prononcer ou d'inventer de grandes phrases de gratitude. Soyez reconnaissant pour votre existence aujourd'hui ! Chaque jour est un cadeau, prenez conscience que c'est un très grand cadeau d'être au monde, de vivre en paix, d'avoir assez à manger. Chaque soir, avant de vous coucher, dites-vous trois phrases : "Aujourd'hui, j'ai été reconnaissant pour...".

Le mieux est d'intérioriser votre gratitude et d'en faire un rituel permanent et une partie intégrante de votre journée ou de votre soirée, en vous procurant un petit carnet de gratitude et en formulant chaque jour trois phrases sur ce pour quoi vous avez été reconnaissant aujourd'hui. Il n'est pas nécessaire qu'il s'agisse de grandes choses ou de pensées compliquées, il suffit que vous vous soyez réjoui d'un papillon. "Je suis reconnaissant d'avoir vu ce beau papillon aujourd'hui". Ou savourez consciemment votre tasse de thé, concentrez-vous sur le goût et dites "Je suis reconnaissant pour ce thé savoureux". Si vous faites cela tous les jours, votre vie changera de manière positive. Cela ne se fait pas du jour au lendemain, alors persévérez et faites-le !

Pas de catastrophisme !

Restez dans l'ici et maintenant ! Regardez ce qui est vraiment là à l'instant présent. Prenez conscience des sons et des odeurs, concentrez-vous sur ce que vous êtes en train de faire ou de voir ! Bannissez vos pensées négatives d'hier, de demain ou d'après-demain, restez dans le présent et le moment présent. Ne pensez pas à ce qui était négatif hier, à tout ce qui pourrait arriver de mauvais demain et à la catastrophe qui vous attend après-demain. Vous y parviendrez en vous disant immédiatement stop, en arrêtant de penser et en regardant autour de vous ce qui vous entoure actuellement. Prenez immédiatement conscience que ce ne sont que des pensées qui vous traversent l'esprit et ne croyez pas toutes vos pensées.

Dites-vous : "Ce n'est qu'une pensée".
Vous pouvez encore remettre en question votre pensée : "Ma pensée est-elle vraiment vraie ?", "Puis-je vraiment être sûr que cette pensée est vraie ?

Vous arriverez ainsi rapidement à une conclusion claire. En effet, vous ne savez pas si votre pensée ou même votre pensée catastrophique se réalisera réellement. Cessez donc de penser négativement dès maintenant !

Portez votre attention sur votre respiration !

Installez-vous confortablement, que ce soit dans un fauteuil, un canapé, une chaise longue confortable ou un endroit agréable dans le jardin, sur un banc dans un parc ou n'importe où vous vous sentez à l'aise. Sentez votre respiration !

Inspirez lentement et consciemment, retenez votre souffle un instant et expirez tout aussi lentement et consciemment. Répétez cet exercice plusieurs fois. Vous pouvez utiliser la méthode 4-7-8 si vous avez une crise d'angoisse ou si vous êtes très anxieux.

Cette technique de respiration consiste à inspirer lentement pendant 4 secondes, à retenir sa respiration pendant 7 secondes et à expirer pendant 8 secondes. L'expiration peut se faire calmement et bruyamment. Cela permet de réguler la pression artérielle et de calmer votre système nerveux. Répétez cet exercice environ 4 fois. Si vous pratiquez cet exercice quotidiennement, vous pouvez immédiatement contrôler et calmer votre corps en cas de montée de l'anxiété.

Vous pouvez également essayer une autre méthode de comptage :

Comptez de 1 à 10 en inspirant, puis jusqu'à 5 en expirant et de 10 à 1 en expirant à l'envers. Associez cet exercice à une image mentale : pensez par exemple à un papillon qui se pose sur un buisson, reste assis et s'envole. Ou la mer et les vagues qui se pressent lentement sur la plage avant de disparaître à nouveau dans la mer. Il n'y a pas de limites à votre imagination.

Amour de soi et confiance en soi

Prenez du temps pour vous et faites vous plaisir tous les jours. Posez-vous la question "De quoi ai-je besoin aujourd'hui pour me sentir bien et passer une bonne journée ?", car vous êtes la personne la plus importante de votre vie.

Acceptez-vous avec toutes vos faiblesses et vos erreurs, car elles sont humaines et font partie de vous. En tant qu'être humain, vous avez de la valeur et vous avez raison, même si vous êtes anxieux. Vous aussi, vous méritez une bonne vie !

Croyez en vous et en votre énergie et soyez bienveillant envers vous-même. Décidez de ce que vous autorisez aux autres et de vos limites.

Cessez de vous lamenter et de vous plaindre ! La vie présente chaque jour de nouveaux défis pour chacun d'entre nous, elle comporte chaque jour des dangers, mais aussi de nombreuses nouvelles opportunités. Essayez de les reconnaître et de les accueillir comme quelque chose de positif. Veillez également à créer un environnement positif et à ne pas vous entourer de personnes négatives.

Définissez des pensées positives, par exemple "Je suis bien comme je suis" ou "Je mérite d'être heureux".

Pensez à l'avenir. Que voulez-vous encore accomplir dans votre vie ? Souhaitez-vous poursuivre votre carrière professionnelle telle qu'elle est ou est-il temps de changer ? Soyez courageux et laissez venir l'idée de changement. Peut-être n'avez-vous jamais été vraiment heureux dans votre travail, dans votre relation, etc. Ne reculez pas devant vos pensées, mais saisissez-les et essayez de déterminer à quoi ressemblera votre vie dans les années à venir.

Formulez clairement vos projets et vos objectifs !

Clarifiez positivement le sens de votre vie.

Accordez-vous aussi du temps seul à seul ! Faites des pauses dans votre vie quotidienne et autorisez-vous à faire des pauses et à vivre des moments agréables. Appréciez la vue des prairies, des arbres, des ruisseaux, des fleurs, des montagnes et de l'eau, même si vous êtes seul. Sentez les fleurs au bord de la route et soyez attentif aux nombreuses petites choses et moments agréables.

Techniques de relaxation

Apprenez des techniques de relaxation telles que la relaxation musculaire progressive de Jacobsen (PMR) ou le training autogène. Vous ferez ainsi l'expérience d'un état de relaxation physique et psychique qui entraînera une réduction de la tension émotionnelle. Votre caisse d'assurance maladie peut vous indiquer des cours. Vous pouvez également vous renseigner auprès des salles de sport et même des kinésithérapeutes qui proposent des cours. Il est également possible de demander une rééducation psychosomatique. N'hésitez pas à vous renseigner auprès de votre organisme de pension.

Bain de forêt

Le bain de forêt est également un excellent moyen de lutter contre l'anxiété et la tension.

Tirez votre force de la nature et utilisez la nature pour votre bien-être et contre vos angoisses. Les bains de forêt et les promenades en forêt vous permettent de vous rapprocher de la nature, de respirer librement et de vous sentir libre de toute surveillance. Vous pouvez écouter les oiseaux, observer les petits insectes et sentir la mousse. Le calme et l'harmonie de la forêt réduisent les hormones de stress et le vert des plantes a un effet apaisant sur les nerfs. Dans la forêt, vous pouvez vous retrouver complètement, vous pouvez redevenir un enfant. Cherchez des petites fleurs, tressez une couronne, soufflez dans les brins d'herbe en produisant des sons, comme lorsque vous étiez enfant ! Sautez, sautez, réjouissez-vous consciemment, mais faites aussi à nouveau des pauses dans la forêt, encore et encore, sentez l'air pur, ouvrez vos sens et prenez simplement conscience ! Soyez attentif ! Marchez pieds nus et ressentez les aspérités, les différentes matières sur le sol ou la chaleur ou la fraîcheur de la mousse, des racines... Sentez-vous vous-même !

Conclusion

Nous avons tous peur. Certains d'entre nous ont peur de dangers réels, c'est-à-dire une peur qui les maintient en vie et les protège, et certains autres ont une peur infondée, qui n'est pas utile et qui est maladive, qui les bloque et qui les déséquilibre, eux et leur vie.

Dans chaque peur et dans chaque peur de la maladie en particulier se cache également une opportunité. Reconnaître cette chance, c'est découvrir ce que vous ne voyez pas dans votre vie jusqu'à présent, ce que vous ne voulez pas admettre. Chaque peur nous montre honnêtement notre état, a un sens profond et en même temps une mission. Il s'agit de les reconnaître. La personne malade et angoissée n'est pas une victime innocente, elle est aussi elle-même coupable. Ses symptômes de peur de la maladie se manifestent certes physiquement, mais ce sont des conflits psychiques qu'il faut démasquer comme étant les problèmes de cette personne.

La question se pose : comment pouvez-vous être en bonne santé si vous souffrez d'une anxiété qui rend vos journées difficiles, qui vous empêche momentanément de vivre dans l'insouciance ?

Il est indispensable dans ce cas de chercher une aide professionnelle sous la forme d'une psychothérapie ou d'une thérapie comportementale et de ne pas se concentrer sur tous les petits symptômes qui semblent habiter le corps comme des fantômes, mais de vivre ici et maintenant, de percevoir la beauté de la nature, de recevoir l'amour de la famille et de ressentir chaque jour une grande gratitude et d'être consciemment attentif. C'est dur et difficile, mais cela vaut la peine de se trouver soi-même. C'est un processus qui dure et qui ne se fait pas du jour au lendemain, mais persévérez, pour votre propre santé, pour votre propre bonheur de vivre, pour la satisfaction et le bien-être.

Lorsque vous avez un problème, vous voulez vous en débarrasser le plus rapidement possible. Mais la vie n'est pas aussi simple. Tout prend du temps. Cela vaut la peine d'investir ce temps. C'est un investissement pour vous ! Même s'il est long de reconnaître que l'on souffre d'une maladie anxieuse, il est extrêmement utile de s'interroger sur soi-même, sur sa vie et sur son histoire anxieuse, afin de sortir plus fort et plus heureux de ce problème et de poursuivre son chemin.

Alors, affrontez votre peur ! Apprenez des techniques de relaxation et de pleine conscience ! Personne ne doit avoir honte de sa peur. Faites appel à un professionnel sous la forme d'une psychothérapie et mettez fin aux vieux préjugés selon lesquels la psychothérapie est une méthode de traitement des troubles mentaux. Pour un nombre croissant de personnes, la psychothérapie est un moyen très utile pour traiter les troubles anxieux et l'une des meilleures méthodes pour prendre conscience de soi, mieux se connaître et se comprendre avec tous ses comportements, ouvrant ainsi la voie à une plus grande confiance et à un meilleur amour de soi. Il ne faut pas trop en attendre, mais cela en vaut la peine, même si le chemin est difficile et semé d'embûches.

Vous allez vaincre votre peur !

Vous êtes digne de vivre une vie sans peur et sans

reproche !

Vous y arrivez !

Tout mon amour !

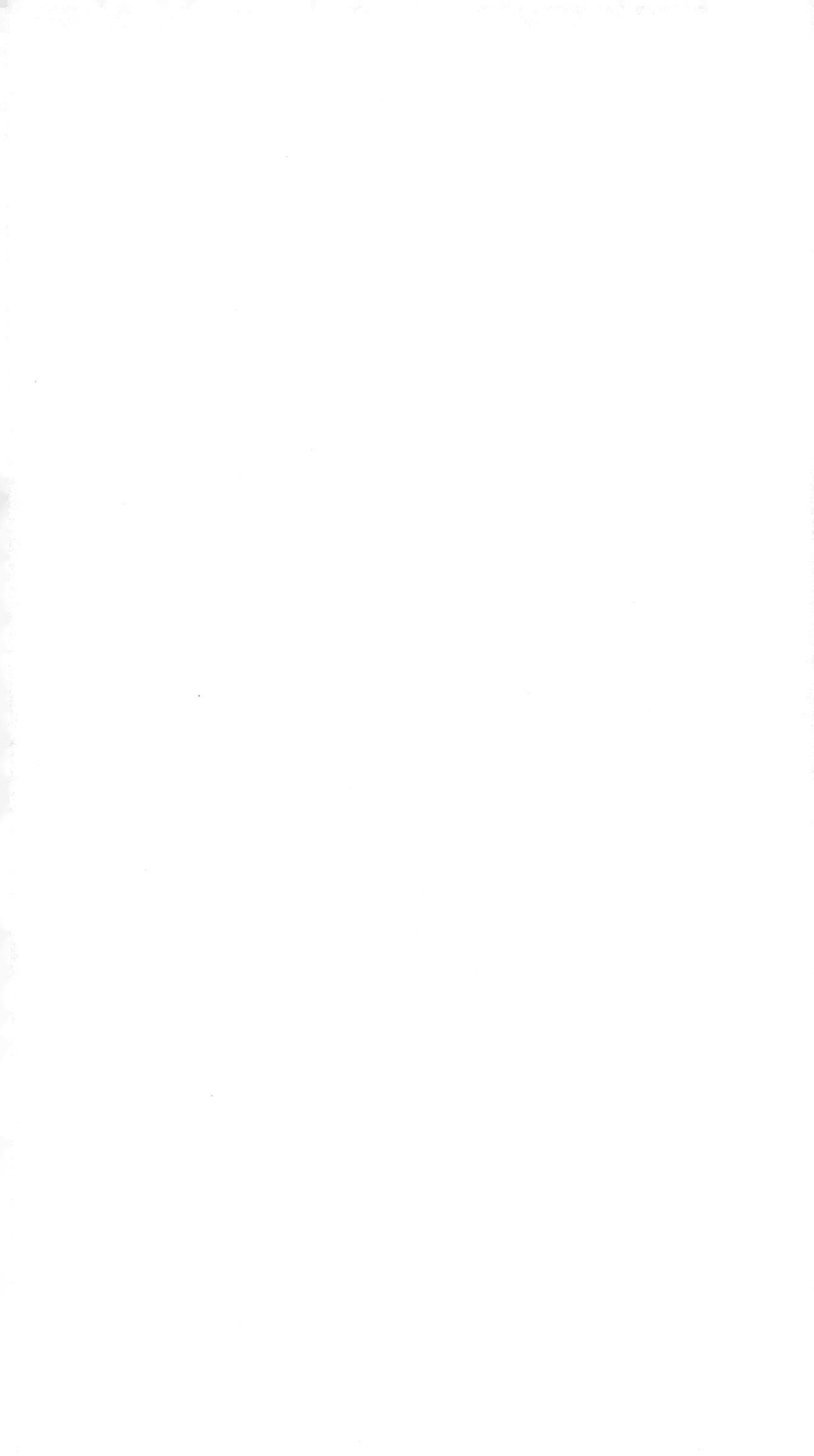

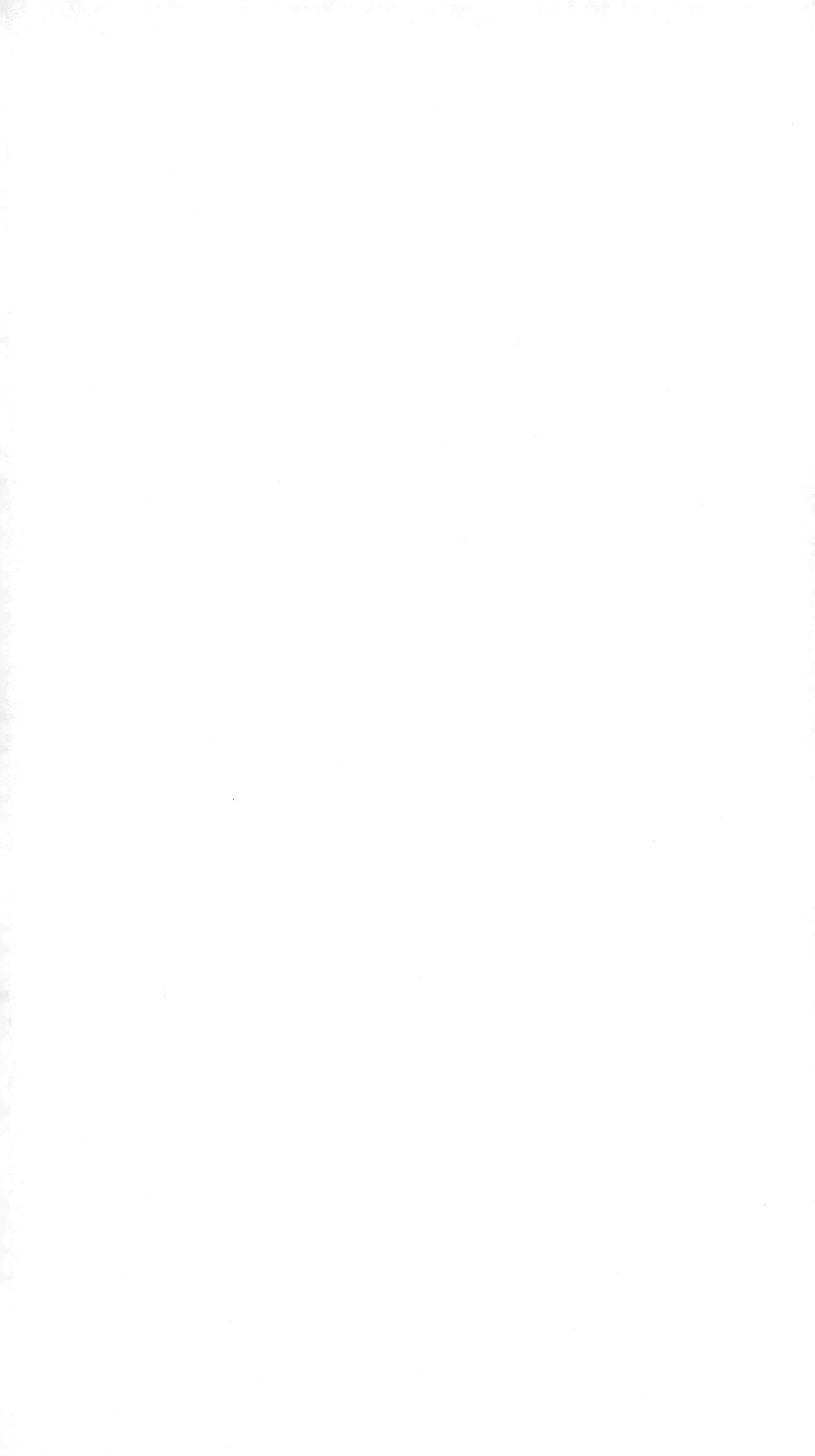